AF581346

CONGRÈS COLONIAL de 1903

PARIS (29 mars — 4 avril).

7e SECTION : HYGIÈNE COLONIALE

LA VACCINE ET LA VARIOLE

AU SÉNÉGAL, DANS L'INDE ET EN INDO-CHINE

RAPPORT PAR

M. le Médecin-Major BUSSIÈRE

DES TROUPES COLONIALES

PARIS

IMPRIMERIE TYPOGRAPHIQUE JEAN GAINCHE

15, rue de Verneuil, 15

—

1903

CONGRÈS COLONIAL de 1903

PARIS (29 mars — 4 avril).

7e SECTION : HYGIÈNE COLONIALE

LA VACCINE ET LA VARIOLE

AU SÉNÉGAL, DANS L'INDE ET EN INDO-CHINE

RAPPORT PAR

M. le Médecin-Major **BUSSIÈRE**

DES TROUPES COLONIALES

PARIS

IMPRIMERIE TYPOGRAPHIQUE JEAN GAINCHE

15, rue de Verneuil, 15

1903

LA VACCINE ET LA VARIOLE

La note récemment communiquée par M. Hervieux, à l'Académie de médecine, au sujet de l'application à l'Indo-Chine de la loi sur la vaccine obligatoire, signale, dans certaines parties de cette colonie, les méfaits de la variole. C'est un mal dont souffrent d'autres régions de nos possessions tropicales et qui subsiste, à notre honte, pour diverses causes assez mal connues. Il ne sera pas inutile d'en énumérer quelques-unes, ne serait-ce que pour donner un résumé des méthodes employées pour la diffusion d'une pratique d'hygiène préventive qui influe, de manière très appréciable, sur l'avenir de la colonisation dans les pays tropicaux.

I

Au *Sénégal*, la variole sévit depuis les temps les plus reculés et frappe surtout les enfants : la mortalité y est beaucoup plus élevée que sur les individus de race blanche. Depuis que la guerre et la traite sont supprimées, c'est le plus grand fléau des noirs. Ainsi, en 1898, dans les cercles de Podor et Dagana, une épidémie de variole régna dans les régions du Fonta-Toro et du Dimar, sur une zone de 60 kilomètres de la vallée sénégalaise. Je relevai les atteintes et les décès, village par village. Près de 3000 enfants ou adolescents étaient morts de cette maladie, la moyenne des guérisons ne dépassant guère 30 ou 40 %.

L'administration des affaires indigènes s'est efforcée de mettre un terme à ces hécatombes qui atteignent directement son budget, par la diminution du rendement de l'impôt capitatif. On désigne, chaque année, deux médecins européens pour aller en mission de vaccine dans les cercles où la variole a été signalée. Mais la réduction du personnel médical ne permet pas toujours de détacher des officiers pour cette besogne pénible, et, en réalité, la vaccination des pays de protectorat est incomplètement organisée faute de médecins.

Les diverses races n'acceptent pas également bien cette médication préventive. Les Maures seuls, qui ont connaissance de la variolisation et la pratiquent parfois, se montrent bien disposés pour la vaccination. Je crois avoir été le premier à pénétrer sur leur territoire dans ce but les Braknas et les Trarzas se sont laissé vacciner en masse avec le plus grand empressement. Les Peulhs, en général si défiants, sont dociles aux exhortations du « Toubab » ainsi que les Ouolofs, les Sérères et les Mandingues. Mais les Toucouleurs, musulmans fanatiques et haineux, ne cèdent qu'avec la plus grande difficulté, et le vaccinateur est souvent amené à réclamer l'intervention des administrateurs de cercle.

Dans les villes où les indigènes jouissent de la plénitude des droits civiques accordés aux citoyens français, la vaccination est pratiquement délaissée. A Saint-Louis, par exemple, les deux médecins civils, auxquels incombe le devoir de vacciner la population urbaine, ne pratiquent pas annuellement, chez les noirs, 100 inoculations. Aussi la variole est-elle endémique dans les faubourgs de Sor, N'dar Toute et Guet N'dar, constituant un danger permanent pour les troupes, l'élément métis ou européen et les fonctionnaires; c'est en vain que les chefs du service de santé ont réclamé aux gouverneurs impuissants. Les citoyens indigènes réclament, à leur tour, la liberté d'avoir la variole : les pouvoirs publics sont sans armes contre cette étonnante prétention et les doléances des médecins restent sans écho.

II

L'*Inde* est une terre où la variole a de profondes racines : on parle moins d'elle que de la peste ou du choléra, mais elle y cause, bon an mal an, tout autant de décès. Dans nos Etablissements, qui comptent environ 300 000 habitants, voici un aperçu des méfaits comparés du choléra et de la variole pour trois années :

	MORTALITÉ	
	PAR CHOLÉRA	PAR VARIOLE
Année 1898.......	2280	914
— 1899.......	444	572
— 1900.......	1075	1350
Moyenne annuelle.	1266	945

Cela revient à dire que la variole cause, sur une mortalité moyenne annuelle de 10000, 1 décès sur 10 environ.

Cependant, nos Etablissements de l'Inde sont privilégiés au point de vue assistance publique et vaccination en particulier. Depuis la fondation de l'Ecole de médecine de Pondichéry (1863), cette institution a fourni, à chaque commune du territoire, un *vaccinateur indigène*. Ce fonctionnaire communal est payé par le budget propre de la municipalité et sa solde ne dépasse guère 400 francs par an.

Il a reçu une instruction professionnelle sérieuse, particulièrement pour ce qui a trait aux affections épidémiques du pays. C'est l'auxiliaire indispensable du médecin indigène dans les opérations de désinfection, les soins à donner aux malades, les pansements, la préparation des potions. Il pourrait aisément vacciner et revacciner tous les habitants de sa circonscription, mais c'est à peine s'il inocule chaque année un millier de personnes. Il n'y a que les parias, les Métis et les Européens qui consentent à se prêter aux inoculations jennériennes. Tous les gens de caste, plus particulièrement ceux de religion brahmanique, ont cette pratique en horreur. Ils considèrent les éruptions cutanées fébriles, et spécialement la variole, comme une manifestation, dans l'être humain, d'une divinité qu'ils nomment « Maritammalle » ou « Mariatta » et toute opération, qui prétend s'opposer à l'apparition des phénomènes éruptifs, est regardée, par les Hindous, comme chose mauvaise et même sacrilège. Leur fanatisme et leur superstition ont résisté, jusqu'alors, à tous les efforts les plus persévérants. Les libertés politiques, dont jouissent ces indigènes, ont, du reste, été jusqu'alors employées par eux pour le maintien de leurs coutumes superstitieuses. C'est ainsi qu'un règlement, prescrivant la vaccination obligatoire dans les écoles, est resté inappliqués. J'essayai, en 1899, à Karikal, de pratiquer, dans les écoles de filles, des vaccinations de pis à bras. M'appuyant sur leurs croyances mêmes, je m'étais flatté de convaincre les Hindous en amenant dans les écoles la génisse vaccinifère et en prenant directement sur elle le vaccin. Les parents avaient été convoqués; je fondais les plus grandes espérances sur ce stratagème. Dans l'Inde, où la race bovine est l'objet d'un véritable culte, tout, absolument tout ce qui vient de la vache est sacré... sauf le vaccin. Dès la première séance je fus fixé sur le résultat de mon innovation. Les institutrices furent accablées de reproches, les enfants retirées de l'école avec menaces de plaintes au parquet et au gouverneur. Les filles de quelques-uns des conseillers géneraux influents se refusèrent catégoriquement à l'inoculation. L'administration me conseilla d'en rester là, prévenue qu'une agitation hostile se dessinait chez les indigènes. C'est ainsi que, dans cet heureux pays, les habitants accueillirent mon zèle ardent, mais naïf, pour l'application d'un arrêté très sage qui est resté absolument lettre morte. Des considérations de politique locale empêcheront longtemps encore l'application intégrale des lois et règlements sanitaires, et les feront sentir par la diminution de la population que décime littéralement une mortalité annuelle effroyable.

III

La vaccination en *Indo-Chine* a trouvé un accueil tout à fait différent, au moins chez les Cambodgiens et les Annamites. Elle est même devenue populaire dans le delta du Tonkin et la Cochinchine. Il existait, en Annam, une organisation médicale rudimentaire que les médecins coloniaux ont de bonne heure mise à profit. Les empiriques indigènes ont, dans ce pays de protectorat, beaucoup contribué à la diffusion de la vaccine (1).

En Cochinchine, les missions de vaccine confiées à des médecins européens fonctionnent de façon très satisfaisante depuis environ vingt-cinq ans. Autrefois, les notables de la commune annamite ne comptaient, parmi les adultes imposables, que ceux ayant eu la variole. Et, en effet, presque tous les gens âgés ont les marques indélébiles, plus ou moins apparentes, de la pustule variolique. Dans une récente mission, j'ai pu me rendre compte, après une enquête soigneuse, que les dernières épidémies de variole s'étaient faites plus rares et ont totalement dis-

(1) Dr Henry. — Médecins annamites (*Arch. de méd. et d'hyg. colon.*, 1898, p. 156).

paru de la Cochinchine rurale depuis environ dix ans. Le recensement officiel de la colonie montre, d'autre part, que la population, depuis la conquête (environ quarante ans), a plus que doublé. Ce résultat peut être attribué partiellement à la vaccine. J'ai fréquemment rencontré des jeunes Annamites ayant été inoculés un très grand nombre de fois. Les élèves des écoles primaires sont de véritables figurants obligatoires des séances de vaccine. Tous viennent, du reste avec empressement, à chaque passage du vaccinateur, leur instituteur en tête. Il faut même veiller avec soin à ce que les gens de tout âge et les enfants ne se présentent pas plusieurs fois dans la même séance pour être inoculés aux deux bras. Les médecins ont signalé cette vogue et ses inconvénients qui disparaîtront avec le temps. Ils sont, du reste, bien peu de chose en comparaison des désastres causés autrefois par la variole.

Comme les missions de vaccine se sont multipliées au Tonkin, en Annam, au Cambodge, ainsi qu'en Cochinchine, je suppose que les observations de M. Jeanselme s'adressent surtout au Laos et à certaines régions de la chaîne Annamitique (1). Il faut espérer que l'Ecole de

---

(1) Au Laos même, la vaccination se répand activement. Voir *in Arch. de Med. et d'Hyg.*

médecine d'Hanoï fournira bientôt des vaccinateurs indigènes organisés à la façon de ceux de Pondichéry. Ils jalonneraient, en peu d'années, les postes où s'installeraient à leur suite les médecins indigènes que l'Ecole, faute de sujets assez instruits, et, en raison des études nécessairement plus longues, ne pourrait fournir, ni en aussi grand nombre, ni aussi rapidement. Ainsi, de notre empire Indo-Chinois disparaîtrait la variole. Une loi y rendant la vaccination obligatoire consacrerait un fait accompli et n'entraînerait aucune mesure coercitive comme en réclame, au contraire, son application dans l'Inde et au Sénégal.

La promulgation de cette loi dans nos colonies me semble devoir constituer, en même temps qu'un bienfait au point de vue humanitaire, une bonne opération financière. Il n'est plus besoin de faire ressortir quelle est la valeur effective de la vie humaine. Partout est apprécié ce capital vivant, parfois si rare et si indispensable au développement économique de notre domaine colonial.

La vaccine appliquée intégralement sauverait, avec une certitude absolue,

---

Coloniales. 1903. p. 30 et suivantes, les opérations vaccinales pratiquées par notre camarades M. Rouffiandis et la variole dans le moyen Laos.

des milliers de vies sans engager de dépenses nouvelles, comme dans l'Inde, ou à peu de frais, comme au Sénégal et en Indo-Chine. C'est donc une question d'un intérêt social élevé, mais d'intérêt pratique évident.

Il s'agit de savoir, comme l'a dit M. Waldeck-Rousseau au sujet de la loi sur la santé publique, si la liberté individuelle que nous avons accordée aux Sénégalais et aux Hindous doit primer leurs propres intérêts bien compris et nos droits à les diriger, mais si nous ne devons pas, au contraire, leur imposer « le sentiment et l'observation des règles « essentielles à la protection de la santé « publique. »

PARIS
Imprimerie Typographique Jean Gainche
Téléphone 215-10

www.ingramcontent.com/pod-product-compliance
Lightning Source LLC
LaVergne TN
LVHW050518160826
845677LV00003B/1207